AF357382

PREMIÈRE NOTE

Pour servir à l'histoire des Eaux thermales de Vichy, département de l'Allier (1).

PAR M. D'ARCET.

(Extrait des *Annales de Chimie et de Physique*, 1826.)

Influence des Eaux thermales de Vichy sur la nature de quelques sécrétions, et particulièrement sur celle de l'urine ; l'urine que les buveurs d'eau rendent à Vichy est fortement alcaline ; considérations qui se rattachent à la connaissance de ce fait ; applications utiles que l'on peut en faire.

LES différens auteurs qui ont écrit sur la dissolution des calculs urinaires dans la vessie, au moyen de l'emploi des alcalis soit caustiques, soit plus ou moins carbonatés, ont presque tous constaté que, par suite de ce

---

(1) Ayant eu occasion d'aller, deux années de suite, aux eaux de Vichy et d'y passer six semaines chaque fois, j'ai pu faire quelques observations nouvelles relatives à ces eaux minérales, à leur usage et à l'industrie du pays où elles se trouvent ; pensant que la connaissance des résultats que j'ai obtenus pourrait être utile aux personnes qui voudront écrire, par la suite, l'histoire des eaux thermales de Vichy, et ne pouvant les présenter que comme des faits isolés, j'ai dû faire de chaque série d'observations le sujet d'une note particulière : ce qui suit est le commencement du travail dont il est question.

traitement, l'urine devenait alcaline ; mais on a peu insisté sur ce fait, et il paraît qu'on a trop négligé d'étudier les circonstances qui l'accompagnent, et qu'on a mal apprécié les conséquences qu'elles peuvent avoir. Le petit nombre de tentatives qui ont été faites, le peu de succès qu'on a obtenu jusqu'ici de ce mode de traitement, et surtout la crainte de rendre les urines troubles ou *jumenteuses* et de voir la vessie fatiguée, attaquée même par les dissolutions alcalines, sont sans doute les causes qui ont presque fait abandonner l'emploi de ces dissolutions pour opérer la destruction des calculs, et qui ont fait croire généralement qu'il était dangereux d'alcaliser l'urine dans la vessie. C'est sous l'influence de cette opinion que j'étais lorsque j'ai commencé à étudier l'action que les eaux alcalines gazeuses ont sur l'économie animale ; mais en m'en rendant un compte plus exact qu'on ne l'avait fait, j'ai été amené à me former une opinion contraire à celle dont il s'agit ; j'espère que ce qui suit prouvera que l'urine peut être pendant long-temps alcalisée dans la vessie sans danger, et engagera les chimistes à examiner de nouveau l'importante question de l'emploi des substances alcalines dans les maladies des voies urinaires.

En arrivant pour la première fois à Vichy en 1824, je logeai dans un des plus grands hôtels de cette ville. Le bâtiment principal de cet hôtel est distribué comme l'étaient les anciens couvens ; un long corridor le divise en deux parties, et de petites chambres rangées de chaque côté de ce corridor forment, pour ainsi dire, autant de cellules destinées à loger les personnes qui viennent à Vichy pour y rétablir leur santé : la plupart de ces chambres manquent de cheminée, et la ventilation y est presque nulle. Le lendemain de mon arrivée, m'étant levé de grand matin, je fus me promener dans le parc et aux environs de l'Etablissement thermal : étant revenu à l'hôtel avant le lever des buveurs d'eau, je fus frappé, en entrant dans le corridor, de l'odeur infecte qui y était répandue, et qui contrastait fortement avec l'air pur du matin. Je fis la même observation le lendemain ; ayant alors commencé à prendre les eaux, je m'aperçus promptement que l'odeur infecte dont j'ai parlé était due à l'urine rendue par les malades, qui était fortement alcaline, et qui, à peine refroidie, entrait en putréfaction. Je me mis de suite à examiner cette urine au moyen de quelques réactifs que j'avais apportés à Vichy, et en m'aidant de tout ce que je pus trouver dans le laboratoire de M. Batillat, pharmacien de l'Etablissement thermal ; je fis, avec ce secours, le plus d'expériences que je pus pendant six semaines de séjour à Vichy ; je les répétai lors de mon second voyage aux eaux en 1825 : je puis donc répondre de l'exactitude de ce qui suit.

Un verre ou deux décilitres d'eau thermale de Vichy, contenant environ 1 gramme de bi-carbonate de soude pris à jeun, et l'urine étant acide, ne suffit pas pour alcaliser cette sécrétion (1) ; l'urine, quoique moins

---

(1) M. Berthier a annoncé (*Annales des Mines*, tome v, page 410) que 1000 grammes d'eau de Vichy contenaient 5$^{\text{gram.}}$,54 de bi-carbonate de soude sec ; M. Longchamp a depuis trouvé, en analysant la même eau minérale, qu'elle contenait, par 1000 grammes, 4$^{\text{gram.}}$,98 de ce bi-carbonate :

acide, reste parfaitement claire, et ne laisse déposer qu'un peu de mucus dans l'espace de douze heures.

En prenant à jeun deux verres d'eau de Vichy, qui contiennent environ 2 grammes de bi-carbonate de soude, l'urine devient promptement alcaline; elle est alors très-claire, et ne laisse déposer en refroidissant que peu de mucus. Les urines rendues pendant la journée ont les mêmes caractères, et ce n'est que huit ou neuf heures après avoir bu l'eau de Vichy que l'urine reprend son acidité naturelle.

Trois verres d'eau de Vichy, bus à jeun, influent sur la sécrétion de l'urine de manière à la rendre alcaline presque pendant vingt-quatre heures; l'urine, dans ce cas, est parfaitement claire et ne laisse déposer, en re-froidissant à l'air, que très-peu de mucus.

En buvant quatre verres d'eau de Vichy, qui repré-sentent à-peu-près 4 grammes de bi-carbonate de soude sec, l'urine est constamment alcaline; cette urine est bien claire et ne laisse déposer que peu de mucus, quoi-que restant exposée à l'air pendant douze heures.

Cinq verres d'eau de Vichy, bus le matin à jeun, pro-duisent les mêmes effets, mais d'une manière encore plus prononcée. A ce terme, l'urine est constamment alcaline et parfaitement claire; celle que l'on rend le matin est très-colorée, bien claire et ne laisse déposer que très-peu de mucus; l'alcalinité augmente encore dans l'urine de la nuit lorsqu'on s'est baigné dans l'eau

---

le terme moyen de ces deux résultats indique que l'eau mi-nérale de Vichy contient, à très-peu de chose près, 5 gram-mes de bi-carbonate de soude sec par litre.

minérale avant le dîner, et surtout lorsqu'on a dû, pour remédier à une digestion pénible, boire un verre d'eau de Vichy dans le courant de la soirée.

Ce qui précède fait voir que les buveurs d'eau qui prennent, à Vichy, jusqu'à cinq verres d'eau minérale chaque matin, et qui se baignent en outre tous les jours dans l'eau thermale (1), se trouvent soumis à un régime dont le résultat doit être d'alcaliser leur urine pendant tout le temps qu'ils prennent les eaux, c'est-à-dire, trente ou quarante jours de suite : ce qui suit mettra ce fait hors de doute.

J'ai souvent examiné de l'urine fraîche rendue à Vichy en plein traitement ; les expériences que j'ai pu faire m'ont mis à même d'en établir ainsi les caractères principaux.

Cette urine est alcaline, elle bleuit le papier rouge, fait virer au brun le papier teint par le curcuma, et verdit même le sirop de violettes. Etendue d'eau, elle donne un précipité abondant avec le nitrate de chaux, ce que ne fait pas ordinairement l'urine naturelle lorsqu'elle est fraîche et qu'elle contient excès d'acide : ce précipité se dissout avec grande effervescence dans l'acide hydrochlorique.

---

(1) J'ai plusieurs fois constaté que le bain d'eau minérale suffit seul pour alcaliser l'urine, et que l'alcalinité de l'urine des buveurs d'eau à Vichy augmente et se prolonge par l'action du bain d'eau thermale ; ce bain diminue la densité de l'urine, comme le fait ordinairement le bain d'eau pure.

L'urine alcaline sécrétée pendant la nuit a souvent jusqu'à 1034 de densité ; elle reste cependant parfaitement claire, même après être refroidie : cette urine fait assez fortement effervescence lorsqu'on y ajoute de l'acide nitrique ayant 1330 de pesanteur spécifique ; elle laisse alors déposer, en refroidissant, beaucoup de nitrate d'urée ; celle qui est rendue dans le courant de la journée et qui est plus faible en densité présente les mêmes caractères lorsqu'on l'essaie par l'acide nitrique, après l'avoir concentrée par l'évaporation, ou seulement après l'avoir mise à refroidir dans un bain de glace. L'urine alcaline n'est point troublée par le bi-carbonate de potasse ; le carbonate de potasse n'y forme qu'un léger précipité, et ces réactifs paraissent n'avoir aucune influence sur la petite quantité de mucus qui se sépare de l'urine alcaline pendant son refroidissement. L'ammoniaque produit dans cette urine un précipité plus ou moins sensible ; mais ce précipité est moins abondant que celui qui se forme lorsqu'on verse de l'ammoniaque dans l'urine acide, parce que l'ammoniaque ajoutée à l'urine alcaline s'empare de l'excès d'acide carbonique qui s'y trouve, et n'agit sans doute alors que comme le font les carbonates alcalins dans l'urine ordinaire.

En acidulant l'urine alcaline au moyen de l'acide nitrique et en y versant de la dissolution de noix de galle, on y démontre la présence d'une matière animale qui a beaucoup d'analogie avec la gélatine.

L'eau thermale de Vichy, versée dans cette urine, n'y produit pas de précipité ; celui qui se forme à la longue avec le contact de l'air dans ce mélange ne doit être attribué qu'à la perte de l'acide carbonique : la surface de la liqueur se couvre alors d'une pellicule irisée.

En faisant bouillir cette urine, on en chasse l'excès d'acide carbonique, on fait réagir les carbonates alcalins sur les sels à base de chaux et de magnésie qui étaient en dissolution; l'urine se trouble, il s'y forme un précipité blanc, grenu, abondant, et il s'y opère les mêmes changemens que ceux que l'on observe dans l'urine ordinaire traitée à chaud par les carbonates alcalins. Cette urine conserve après l'ébullition l'alcalinité qu'elle avait auparavant; cet état ne peut donc pas être attribué à la présence de l'ammoniaque.

L'urine alcaline ayant, terme moyen, 1014 de densité, peut ordinairement saturer, au moment où elle vient d'être rendue, jusqu'à 2^{gram},4 d'acide sulfurique concentré par litre. Cette urine, abandonnée à elle-même dans une bouteille ouverte, à la température de 18 à 20° centigrades, laisse déposer le peu de mucus qu'elle tenait en suspension; elle devient de plus en plus alcaline, et cependant ne se trouble que difficilement; elle se putréfie de plus en plus, et prend très-promptement l'odeur infecte dont nous avons parlé au commencement de cette Note. Dans cet état, l'urine est fortement alcaline, et fait beaucoup d'effervescence avec les acides; en l'acidulant, on lui ôte son odeur; elle ne sent plus alors que le bouillon aigri, et elle prend même souvent l'odeur du bouillon frais.

L'urine alcaline ainsi abandonnée à elle-même, pendant quatre jours, dans une bouteille débouchée, éprouve très-peu de perte en volume par l'évaporation, et cependant sa densité augmente; elle prend jusqu'à 1030 de pesanteur spécifique ; dans cet état, elle sature souvent jusqu'à 17 grammes d'acide sulfurique concentré par litre (1).

L'urine alcaline, évaporée dans une capsule d'argent bien propre, n'a pas coloré l'intérieur de la capsule en noir : cette urine ne contient donc pas de soufre. En la réduisant au cinquième de son volume par évaporation à feu nu, il s'y forme un précipité qui, étant bien lavé, fait effervescence avec les acides, et contient beaucoup de phosphate de chaux ; le liquide qui surnage ce précipité est coloré en brun rougeâtre, n'a point d'odeur désagréable, sent la mélasse légèrement ambrée ; il est très-alcalin, il verdit fortement le sirop de violettes et fait grande effervescence avec les acides. Les alcalis caustiques, carbonatés ou bi-carbonatés, n'y produisent pas de précipité. Il en donne un très-abondant lorsqu'on y ajoute du nitrate de chaux ; l'addition d'un peu d'acide nitrique concentré y forme de suite beaucoup de nitrate d'urée. La dissolution de noix de galle versée dans cette liqueur après l'avoir étendue d'eau et acidulée par l'acide nitrique, y forme un précipité semblable à celui que donne la gélatine. En traitant cette urine épaissie par la potasse caustique ou par la chaux, on en dégage de l'ammoniaque en petite quantité, qui ne se reconnaît pas à l'odorat, mais dont la présence est démontrée par les

---

(1) J'ai essayé de l'urine gardée pendant un mois dans une bouteille mal bouchée, elle saturait alors 33 grammes d'acide sulfurique concentré par litre ; cette urine n'avait pas diminué sensiblement de volume, sa densité était cependant beaucoup augmentée ; elle était alors accrue de 1030 à 1050 : elle ne contenait plus d'urée.

vapeurs blanches qui entourent un tube de verre trempé dans l'acide nitrique et présenté à la surface du mélange. Le résidu que donne cette urine évaporée à siccité, étant légèrement calciné, fournit par lixiviation une dissolution très-alcaline qui, saturée à froid par l'acide sulfurique, laisse cristalliser beaucoup de sulfate de soude ; cette urine avait donc été réellement alcalisée par la soude contenue dans l'eau minérale de Vichy.

En rapprochant ce qui précède des caractères généraux qui distinguent l'urine acide rendue dans l'état de santé, on remarquera facilement la différence qui existe entre l'urine alcaline et celle-ci, et on ne verra pas sans surprise que cette sécrétion ordinairement acide peut devenir fortement alcaline, et conserver deux mois entiers cet état, non-seulement sans donner lieu à aucune gêne ou à aucun accident, mais en contribuant, au contraire, au bien-être et au rétablissement de la santé des buveurs d'eau : on sentira toute l'importance de ces considérations quand on saura que ce n'est pas seulement sur la nature de l'urine que le bi-carbonate de soude des eaux de Vichy porte son action, mais qu'il augmente, en outre, l'alcalinité des sécrétions qui ont ordinairement ce caractère, qu'il épaissit beaucoup l'une d'elles, et qu'il en change tout-à-fait l'odeur, qu'il rend alcalins les excrémens de l'homme, et que j'ai même vu quelquefois la sueur des buveurs d'eau bleuir fortement le papier de tournesol rougi par un acide, quoique l'on sache que l'usage des eaux de Vichy n'augmente que très-peu la transpiration cutanée (1). Nous allons citer quelques con-

____

(1) Je n'ai pas eu occasion de rechercher quelle pouvait être l'influence d'un régime alcalin sur la sécrétion du lait. Il

séquences qui naissent de la connaissance de ces résultats ; nous y ajouterons quelques observations accessoires, et nous proposerons les applications utiles que nous croyons pouvoir en faire.

Ce que nous avons rapporté jusqu'ici ne peut-il pas faire penser que les chimistes qui ont étudié avec le plus de soin l'action des alcalis sur l'urine et sur les calculs urinaires, n'ont pas attaché assez d'importance aux différens résultats que l'on observe dans ces recherches selon que l'on y emploie les alcalis purs et caustiques, ou qu'on en fait usage en les prenant à l'état de bi-carbonates, et ce que j'ai observé à Vichy ne semble-t-il pas prouver que la présence de l'acide carbonique suffit pour changer le mode d'action des alcalis, et pour permettre de les faire agir sans inconvénient sur l'urine et sur certains calculs dans l'intérieur de la vessie?

Je pense qu'il y aurait du danger à employer à cet usage les alcalis caustiques, surtout s'ils ne rencontraient pas sur leur passage assez d'acide carbonique pour se saturer ; mais je crois, d'après tout ce qui précède, que l'on peut obtenir de grands succès, sans crainte d'éprouver de graves inconvéniens, en s'aidant de l'eau chargée d'acide carbonique, et surtout en ne faisant usage que des bi-carbonates alcalins. J'ai lu avec beaucoup d'intérêt une brochure publiée en 1824, par M. Proust, sur le sujet qui nous occupe (1) ; elle porte, comme tout

reste aussi à constater s'il y a dans le sperme rendu très-alcalin par l'usage des eaux de Vichy, de ces animalcules qui existent en si grand nombre dans le sperme ordinaire.

(1) Essai sur une des causes qui peuvent amener la formation du calcul, imprimé à Angers en 1824.

ce qui est dû à ce célèbre chimiste, un caractère d'uti-
lité bien remarquable ; mais en la méditant j'ai cru y
trouver une nouvelle preuve de ce que je viens d'avancer.
M. Proust dit, dans cette brochure, que les urines de la
fille Leroy étaient troubles ou *jumenteuses*, qu'elles
étaient alcalines, et qu'elles contenaient du carbonate
d'ammoniaque ; et il attribue à la formation de ce sel,
aux dépens de l'urée, la présence du phosphate de chaux
et de l'urate d'ammoniaque que cette urine contenait en
suspension : il appuie cette opinion par le résultat d'une
expérience dans laquelle il a traité de l'urine ordinaire
par l'ammoniaque. Je ne crois pas cependant qu'il y ait
parité d'action dans les deux cas, car l'ammoniaque agit
bien différemment sur l'urine acide, suivant qu'on l'emploie caustique ou saturée d'acide carbonique. Dans le
premier cas, elle précipite du phosphate de chaux, de
l'urate d'ammoniaque, et du phosphate ammoniaco-
magnésien, tandis qu'en employant le carbonate d'ammoniaque, on forme dans l'urine un précipité diffé-
rent, beaucoup moindre et qui serait encore moins
sensible si l'on faisait usage de bi-carbonate d'ammoniaque et d'eau saturée d'acide carbonique. Or, les
choses ont dû se passer à-peu-près ainsi dans le cas dont
rend compte M. Proust ; la décomposition de l'urée a dû
former de l'acide carbonique et de l'ammoniaque, et
si l'alcali a occasioné l'état *jumenteux* de l'urine, je
serais porté à croire que c'est ou parce qu'il n'y avait
pas assez d'acide carbonique en présence, ou parce
que l'état maladif de la fille Leroy avait rendu la sécrétion de ce phosphate trop considérable pour que tout

pût être tenu en dissolution (1). Je suis loin de craindre, autant que paraît le faire M. Proust, les suites de l'alcalisation de l'urine ; et si, ayant de mauvaises digestions accompagnées d'aigreurs, je me trouvais dans l'état fâcheux de maladie qui accablait en 1824 la fille Leroy, je puis assurer que je n'hésiterais pas à tenter de me guérir en suivant un régime tout animal et très-fortifiant pour favoriser la formation de l'urée, et en essayant de changer la constitution de mon urine et d'en faire cesser l'état *jumenteux*, en faisant usage par haut et peut-être par injection dans la vessie d'eau saturée d'acide carbonique et de dissolutions convenables de bi-carbonate de soude ou de potasse (2). Je puis dire à ce sujet que j'ai continuellement vu à Vichy les urines passer de l'état acide à l'état alcalin, puis redevenir acides dans la même journée sans jamais les avoir vu troubles, et j'ai, au contraire, remarqué qu'elles étaient toujours beaucoup plus claires que de coutume

---

(1) La solubilité du carbonate et du phosphate de chaux dans l'acide carbonique se trouve bien indiquée dans le Mémoire que M. Thenard a publié en 1801, sur la préparation des phosphates de soude et d'ammoniaque. (Voyez *Annales de Chimie*, tome XXXIX, pages 272 et 273.)

(2) Si je n'obtenais pas de bons résultats de ce mode de traitement, je tenterais certainement le moyen contraire, c'est-à-dire, l'emploi des acides végétaux, au lieu des bi-carbonates alcalins, mais en faisant toujours usage de substances très-animalisées pour alimens, en employant l'eau saturée d'acide carbonique comme boisson, en agissant avec prudence et en me rendant compte, pour ainsi dire, d'heure en heure, de l'action de ces réactifs.

lorsqu'elles étaient rendues alcalines par l'effet des eaux thermales de Vichy. Mais je m'éloigne beaucoup trop de mon but ; je suis loin de vouloir discuter le Mémoire dont je parle, je soumets seulement ces observations à mon honorable confrère qui saura bien mieux que moi traiter un sujet si difficile et si important : revenons à ce que j'ai pu observer pendant mon séjour à Vichy relativement à l'action des eaux sur l'économie animale,

Il arrive souvent pendant le traitement que l'on suit aux eaux de Vichy , qu'on obtient des urines acides immédiatement après le repas, quoiqu'elles aient été trouvées très-alcalines avant de se mettre à table ; mais ce changement dure peu, l'urine redevient promptement alcaline et persiste dans cet état, comme à l'ordinaire, jusqu'au lendemain, lors même qu'on ne boit pas d'eau minérale dans la soirée. Le lait , le régime laiteux et les acides paraissent produire cet effet à un haut degré ; j'ai vu souvent mes urines cesser tout-à-coup d'être alcalines après avoir déjeûné avec du lait chaud sucré. Je ferai remarquer à ce sujet que M. Lucas, médecin des eaux de Vichy, qui connaît si bien tout ce qui a rapport à l'effet médical de ces eaux thermales, ordonne souvent le mélange de l'eau de Vichy avec le petit lait ; dans ce cas, l'eau perd son alcalinité, et devient un remède spécial qui agit comme purgatif, et sans alcaliser l'urine ; c'est au moins ce que j'ai eu plusieurs fois l'occasion d'observer.

L'action des eaux de Vichy ne s'arrête pas tout-à-coup après qu'on a cessé de boire les eaux ; mes urines étaient encore un peu alcalines trente-six heures après la fin du traitement, et j'ai même cru remarquer que le corps pouvait, pour ainsi dire, se saturer profondément d'alcali ; je ne puis au moins expliquer que de cette manière ce qui se passe lorsqu'on ne boit par jour qu'un verre d'eau de Vichy ; car plus on prolonge ce traitement, plus on trouve que l'alcalinité de l'urine persiste long-temps dans la journée : j'ajouterai à ces observations qu'en général l'urine des femmes paraît devenir plus facilement alcaline que celle des hommes, et que celle que j'ai eu plus particulièrement occasion d'examiner éprouvait les mêmes changemens que la mienne, mais toujours d'une manière bien plus prononcée, sous l'influence de doses égales d'eau minérale : voici maintenant les applications utiles qui naissent des observations précédentes.

L'alcalinité des urines et de toutes les sécrétions paraissant être le but qu'il faut atteindre à Vichy, chaque buveur d'eau devrait examiner lui-même ses urines au moyen de papiers réactifs pour arriver exactement et de la manière la plus convenable à prendre la dose d'eau minérale qui lui est nécessaire.

L'urine que les buveurs d'eau rendent à Vichy étant faible en densité, contenant excès d'alcali et tenant beaucoup de matière animale et d'acide carbonique en dissolution, se putréfie, comme nous l'avons vu, très-promptement, et infecte l'air des chambres. Nous avons dit que cette urine puante perdait son odeur lorsqu'on y mettait excès d'acide ; j'ai pensé, d'après cela, aux moyens d'obvier à l'inconvénient dont il s'agit, et j'y suis parvenu de la manière suivante. Ayant constaté qu'il fallait au plus 15 grammes d'alun pour saturer et pour rendre légèrement acide la quantité d'urine alcaline que les buveurs d'eau rendent ordinairement pendant la nuit, j'ai engagé M. Batillat, pharmacien de l'Etablissement thermal, à préparer, pour l'usage des buveurs d'eau à Vichy, des paquets contenant chaque 15 grammes d'alun en poudre fine (1). Il suffit de vider un de ces paquets dans le vase avant de s'en servir pour être débarrassé de toute mauvaise odeur; l'alun se dissout dans l'urine chaude qui tombe dessus, il se produit une forte effervescence, il se forme un précipité considérable, et l'urine, au lieu de devenir infecte, ne sent que comme le bouillon légèrement aigri, et prend même souvent l'odeur agréable qui caractérise le bouillon frais.

La propriété qu'a l'urine alcalisée par l'eau de Vichy de se putréfier très-promptement et de produire une grande quantité d'ammoniaque, m'a fait penser à rendre plus avantageuse la préparation de l'urine dont on se sert dans le foulage des étoffes de drap, dans la fabrication de l'orseille, dans les manufactures d'alun et dans quelques autres arts où l'on fait usage d'urine putréfiée. En examinant ce qui se passe dans cette opération, j'ai reconnu que l'urine acide ne se putréfiait que lentement, et qu'en hiver surtout il fallait un temps consi-

---

(1) En supposant que l'alun coûte 40 francs les 100 kilogrammes, et que l'on dépense 20 francs pour réduire cet alun en poudre fine et pour le mettre en paquets de 15 grammes, on trouve que chaque paquet ne reviendrait au plus qu'à 1 centime. En se servant de ce moyen d'assainissement, on évitera donc un inconvénient très-grave avec une bien faible dépense.

dérable pour parvenir à la décomposition complète de l'urée qui s'y trouve. On obtiendrait sans doute un meilleur résultat sous le rapport de la durée de l'opération et de la quantité d'ammoniaque produite, si on commençait par donner à l'urine acide la densité et les propriétés chimiques que présente l'urine rendue à Vichy ; ou ariverait facilement à ce but si on la rendait alcaline en y ajoutant, soit de l'urine déjà putréfiée, soit du sel de soude, et si on l'animalisait davantage en y mélangeant un peu de sang.

L'expérience prouve qu'il y a des alimens qui favorisent plus que d'autres l'acidité de l'urine ; nous avons vu que le régime laiteux produit cet effet, et doit conséquemment nuire à l'action directe des eaux ; il serait donc fort utile d'examiner quelle est l'influence des différens régimes alimentaires sur la constitution de l'urine, afin de pouvoir indiquer aux buveurs d'eau à Vichy, plus positivement qu'on ne peut le faire maintenant, le régime le plus convenable pour favoriser l'action de l'eau thermale.

Il serait encore bien important d'examiner avec soin, avant et pendant l'usage des eaux, les urines des malades qui prennent sans succès les eaux de Vichy pour améliorer le mode de traitement qu'on leur fait suivre, ou pour déterminer, au moins d'une manière approximative, quel est le rapport qui existe entre la composition de l'urine et les chances probables de succès.

Ayant fait usage pendant long-temps de l'eau de Vichy factice préparée à Paris, il m'est arrivé souvent d'en acheter qui ne contenait pas de soude en dissolution ; et en comparant l'eau de Vichy naturelle aux eaux factices qui se vendaient à Paris l'an passé, et dans lesquelles il y avait du bi-carbonate de soude, j'ai toujours trouvé que l'on avait employé ce sel à trop faible dose. Si on fait, en outre, attention que l'eau thermale de Vichy est, en sortant de terre, à la température de 45 degrés centigrades, que par conséquent elle ne peut retenir que très-peu d'acide carbonique en dissolution, et que l'eau factice en contient, au contraire, 4 ou 5 fois son volume, on sentira la nécessité d'appliquer à la fabrication de cette eau minérale les résultats des analyses de MM. Berthier et Lonchamp, si l'on veut toutefois obtenir, autant que possible, de ces eaux factices, les mêmes effets que ceux qui sont produits par l'usage de l'eau thermale de Vichy prise à la source ou conservée dans des bouteilles bouchées avec soin (1).

Je terminerai cette première Note en disant que tout ce qui précède me semble mettre ce fait hors de doute, que l'on peut alcaliser l'urine dans la vessie sans danger, pourvu que l'on fasse usage, pour produire cet effet,

----

(1) L'eau de Vichy, prise à la source de la grande grille, est à la température de 36 degrés lorsqu'on la met en bouteille, et ne contient alors que la quantité de gaz qui peut y rester en dissolution à cette température, sous la pression atmosphérique. Les bouteilles étant aussitôt bouchées et goudronnées, on voit que le vide tend à se faire, lors du refroidissement, dans la partie de la bouteille qui n'est pas remplie d'eau. C'est donc la rentrée de l'air extérieur dans la bouteille, et non la sortie de l'acide carbonique, qui est cause de l'altération de l'eau de Vichy transportée dans des bouteilles mal bouchées.

des bi-carbonates alcalins, et qu'on en aide l'action dissolvante par des boissons chargées d'acide carbonique. Les travaux de Wollaston, de Fourcroy, de M. Vauquelin, de Mascagny, de Luiscius, de Brande, de Home, de Hatchett, de Marcet, de M. Magendie, etc., avaient déjà fait connaître les avantages que peut présenter l'emploi des alcalis, soit purs, soit carbonatés, dans le traitement des affections des voies urinaires ; mais je crois qu'il est permis d'espérer plus de succès de ce mode de traitement maintenant que l'influence de l'acide carbonique y est mieux appréciée, et que l'innocuité des bi-carbonates alcalins se trouve démontrée par tout ce que nous avons dit plus haut (1). Ce qu'on observe dans les établissemens thermaux où se trouvent des eaux alcalines gazeuses, dans les fabriques de soude factice et de sel de soude (2), en Angleterre où l'on consomme une si grande quantité d'une eau alcaline gazeuse connue sous le nom de *soda water*, et lorsqu'on fait usage des pas-

---

(1) Nous devons citer ici le succès que M. Robiquet vient d'obtenir en traitant un calculeux par le bi-carbonate de soude pris à haute dose. (Voyez *Journal de Pharmacie*, mars 1826, page 124.)

(2) J'ai remarqué que les ouvriers occupés à réduire en poudre, à mélanger et à embariller le sel de soude, n'éprouvent aucune incommodité de ce travail, et que cependant ils respirent et avalent assez de sel de soude pour avoir presque constamment l'urine alcaline. (*Annales de Chimie et de Physique*, tome xxxi, page 65.) M. Pajot Descharmes vient de me faire savoir qu'il avait depuis long-temps remarqué, dans trois établissemens considérables qui ont été

tilles alcalines (1), indique la possibilité d'obtenir de grands succès en examinant de nouveau, avec plus d'exactitude et de hardiesse qu'on ne l'a fait jusqu'ici, le traitement du calcul, de la gravelle et de la goutte, par le moyen des dissolvans chimiques. Il est donc bien à désirer que ce sujet de recherches, si important pour l'humanité, soit repris, en y appliquant les données nouvelles, et en s'aidant de tous les moyens qu'offrent maintenant les méthodes analytiques. Faisons des vœux pour que les chimistes qui ont le plus avancé la partie de la science qui traite des corps organiques, veuillent bien se livrer à ces travaux ; la carrière est belle, car les résultats seraient encore bien importans dans le cas où l'on n'obtiendrait pas tout le succès désirable, et où l'on ne parviendrait même qu'à aider à l'emploi des moyens mécaniques proposés récemment pour éviter l'opération de la taille, et pour détruire les calculs dans l'intérieur de la vessie.

---

successivement sous sa direction, que les ouvriers occupés à piler et à tamiser la soude brute n'étaient sujets à aucun accident particulier, et que les chevaux employés à ce travail étaient même exempts de la maladie connue sous le nom de *pousse*.

(1) Voyez *Annales de Chimie et de Physique*, t. XXXI, p. 58.

FIN.

De l'Imprimerie de FEUGUERAY, rue du Cloître-Saint-Benoît, nº 4.

www.ingramcontent.com/pod-product-compliance
Lightning Source LLC
LaVergne TN
LVHW050228180726
843501LV00013BA/3345